# Ricettario di dieta mediterranea per il cancro

## Un modo delizioso e semplice per migliorare la tua salute generale

**Dr. Kanisha T. Greer**

**Copyright © 2024 di**

**Dr. Kanisha T. Greer**

Tutti i diritti riservati. Nessuna parte di questo libro può essere riprodotta in qualsiasi forma o con qualsiasi mezzo elettronico o meccanico, incluso un sistema di archiviazione delle informazioni, senza il permesso scritto dell'autore, tranne che da parte di un revisore che può citare brevi passaggi in una recensione.

# Sommario

| | |
|---|---|
| Cos'è il cancro? | 7 |
| Fattori che contribuiscono al cancro | 10 |
| **Capitolo 1: Cos'è la dieta mediterranea?** | **15** |
| **Capitolo 2: Utensili da cucina** | **19** |
| Ingredienti mediterranei contro il cancro | 25 |
| **Capitolo 3: Pianificazione dei pasti** | **31** |
| Piano alimentare di 15 giorni | 36 |
| **Capitolo 4: Ricette della dieta mediterranea** | **50** |
| Ricette per la colazione | 50 |
| Ricette per il pranzo: | 68 |
| Ricette per la cena: | 92 |
| Snack mediterranei: | 106 |
| Dolce: | 117 |
| Piatti principali: | 120 |
| Contorni: | 135 |
| Conclusione | 148 |

# INTRODUZIONE

Il ricettario della dieta mediterranea per il cancro emerge come un faro culinario di speranza in un'era in cui i consumatori attenti alla salute cercano modi per ridurre i pericoli del cancro. Questo libro di cucina, una deliziosa miscela di arte culinaria e scienza, invita i lettori a intraprendere un viaggio gastronomico per abbracciare lo stile di vita mediterraneo, noto per i suoi enormi benefici per la salute. Questo libro di cucina, incentrato sulla prevenzione e la gestione del cancro, fornisce un riferimento completo per le persone che cercano una cucina deliziosa e sana.

La dieta mediterranea, nota per l'abbondanza di frutta e verdura fresca, cereali integrali e olio d'oliva, è stata a lungo collegata a minori tassi di cancro e a una migliore salute generale. Il libro di ricette approfondisce questo tesoro dietetico, offrendo una varietà di ricette squisite che fondono armoniosamente i suoi componenti principali. Il libro bilancia facilmente sapore e nutrizione, dalle insalate colorate ai pasti a base di pesce aromatici, rendendolo una pietra miliare per la prevenzione e il recupero dal cancro.

Inoltre, il Libro di ricette per la dieta mediterranea contro il cancro va oltre una raccolta di ricette fornendo informazioni sui fondamenti scientifici di questo approccio dietetico. Informa i lettori sugli studi più recenti sulle qualità antitumorali degli ingredienti mediterranei, consentendo loro di prendere decisioni dietetiche più informate. Questo libro di cucina sfida le convenzioni essendo una guida onnicomprensiva sulla salute culinaria, esprimendo l'idea che il cibo delizioso può essere una medicina per il corpo e l'anima.

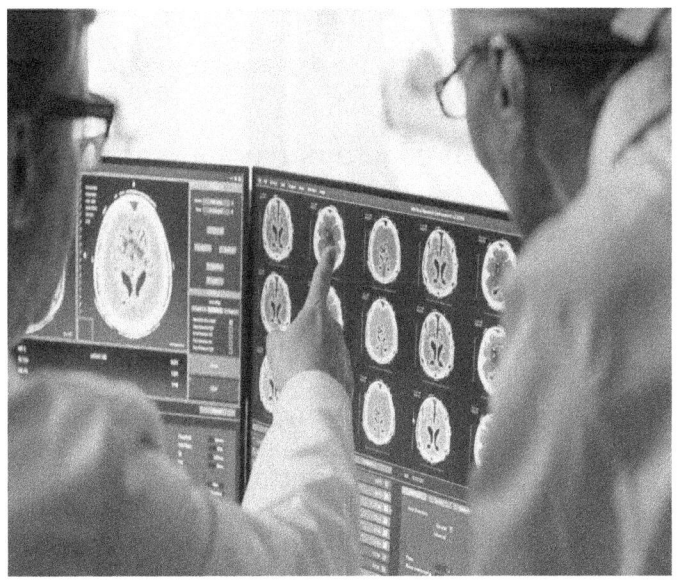

## Cos'è il cancro?

Il cancro è una categoria complessa e mortale di malattie caratterizzata dalla crescita incontrollabile e dalla diffusione di cellule aberranti in tutto il corpo. Queste cellule tumorali possono formare tumori o infiltrarsi nei tessuti sani, interferendo con le loro normali funzioni. Il problema fondamentale del cancro deriva dalla capacità delle cellule di eludere i normali processi del corpo per limitare la crescita e la divisione. Il cancro può colpire quasi ogni parte del corpo e esistono più di 100 diverse varietà di cancro, ciascuna con le proprie caratteristiche e comportamenti. Anche se le cause specifiche del cancro variano, esso è spesso causato da mutazioni genetiche, fattori ambientali come l'esposizione ad agenti cancerogeni, scelte di vita come il fumo e una cattiva alimentazione, e talvolta può insorgere senza un chiaro fattore scatenante.

Il cancro ha un impatto significativo poiché può causare una serie di gravi problemi di salute e, in alcune circostanze, può essere fatale se non trattato. Il trattamento per la malattia varia in base al tipo, allo stadio e alla salute generale del paziente, ma le tecniche più diffuse includono la chirurgia, la chemioterapia, la radioterapia, l'immunoterapia e le terapie mirate. La ricerca in corso tenta di migliorare la prevenzione, la diagnosi precoce e il trattamento del cancro, fornendo speranza per risultati migliori e, infine, per una cura per questo difficile gruppo di malattie.

## Fattori che contribuiscono al cancro

Il cancro è una malattia complicata la cui progressione è influenzata da diverse cause correlate. Queste variabili possono essere genericamente classificate come influenze ereditarie, ambientali e comportamentali.

1. Fattori genetici: alcune neoplasie sono causate da mutazioni genetiche ereditarie. Gli individui con una storia familiare di cancro possono essere maggiormente a rischio a causa delle predisposizioni genetiche. Il cancro al seno e alle ovaie è collegato a mutazioni in geni specifici, come BRCA1 e BRCA2.

2. Fattori ambientali: l'esposizione ad agenti cancerogeni nell'ambiente è una delle cause principali. Gli agenti cancerogeni sono sostanze o agenti che possono danneggiare il DNA,

provocando mutazioni e l'insorgenza di tumori. Il fumo di tabacco, l'amianto e le radiazioni UV del sole sono tutti esempi.

3. Scelte di stile di vita: il rischio di cancro aumenta a causa di abitudini malsane come il fumo, l'uso eccessivo di alcol, una dieta povera e la mancanza di attività fisica. Questi fattori possono causare infiammazioni, stress ossidativo e anomalie ormonali, che possono portare a danni cellulari e allo sviluppo del cancro.

4. Infezioni: infezioni come l'epatite B e C (correlata al cancro al fegato) e il papillomavirus umano (HPV,

collegato al cancro della cervice e ad altri tumori) possono aumentare il rischio di cancro generando infiammazione persistente e danni al DNA.

5. Invecchiamento: il rischio di cancro normalmente aumenta con l'età, a causa delle anomalie genetiche e le ridotte difese immunitarie fanno invecchiare persone più vulnerabili alla malattia. Ormoni: le variabili ormonali influenzano alcune neoplasie, come il cancro al seno e alla prostata. Esposizione eccessiva agli estrogeni, ad esempio, è stato collegato ad un aumento del rischio di cancro al seno.

*Comprendere e controllare queste variabili è fondamentale per la prevenzione del cancro. Screening regolari del cancro, vaccinazioni contro le malattie legate al cancro e uno stile di vita sano possono contribuire a ridurre i livelli di cancro la possibilità di*

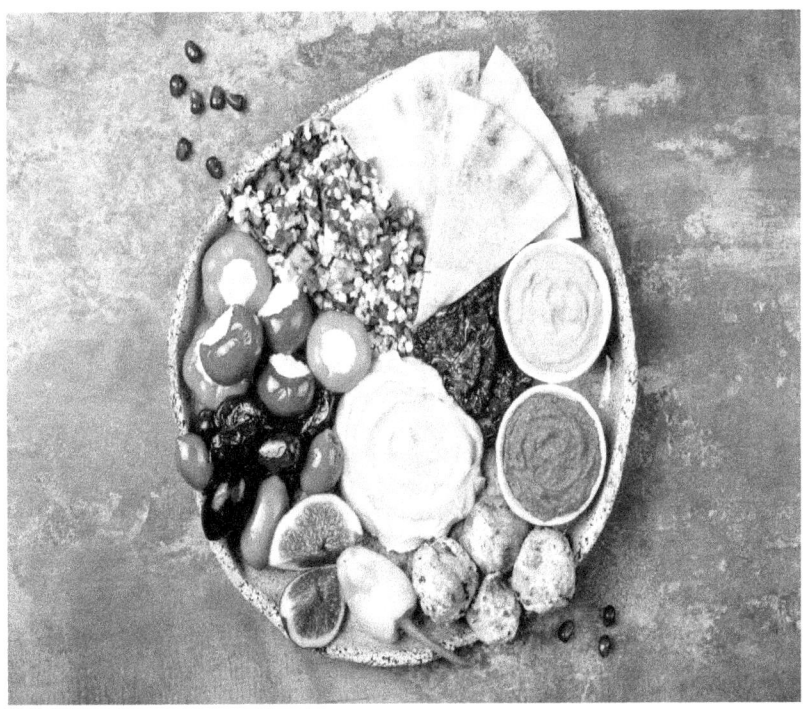

*contrarre il cancro.*

# Capitolo 1: Cos'è la dieta mediterranea?

La dieta mediterranea è un modello nutrizionale che ha avuto origine nei paesi che si affacciano sul Mar Mediterraneo, in particolare Grecia, Italia, Spagna e Francia meridionale. Si distingue per un approccio alimentare equilibrato e nutriente che promuove il consumo di cibi sani e ricchi di sostanze nutritive. Questa dieta è nota per il suo elevato apporto di frutta e verdura fresca, che forniscono importanti vitamine, minerali e fibre. La tradizionale dieta mediterranea si basa anche sull'uso dell'olio d'oliva come fonte primaria di grassi, in particolare proveniente dagli uliveti della Grecia e dell'Italia. L'olio d'oliva è ricco di grassi monoinsaturi e antiossidanti, che contribuiscono alla reputazione della dieta come salutare per il cuore. La dieta mediterranea enfatizza il consumo regolare di pesce, con una predilezione per i pesci grassi come il salmone e le sardine. A causa della vicinanza di questi paesi al Mar Mediterraneo, il pesce è stato storicamente una fonte ampiamente disponibile di proteine e acidi grassi omega-3, entrambi collegati a una serie di vantaggi per la salute. Inoltre, i cereali integrali come frumento, orzo e avena sono essenziali per questa dieta, poiché forniscono carboidrati complessi per l'energia a lungo termine. Erbe e spezie, spesso di provenienza locale, vengono utilizzate per aromatizzare i cibi, eliminando la necessità di sale. La carne rossa e i dolci vengono consumati con moderazione, mentre il pollame, i latticini e le uova vengono consumati con moderazione. Questo modello alimentare è celebrato non solo per i suoi benefici per la salute, come un minor rischio di malattie croniche, ma anche per il suo significato culturale, che promuove uno stile di vita incentrato su pratiche alimentari consapevoli, piacevoli ed equilibrate ispirate alla cucina di questi paesi del Mediterraneo. tradizioni.

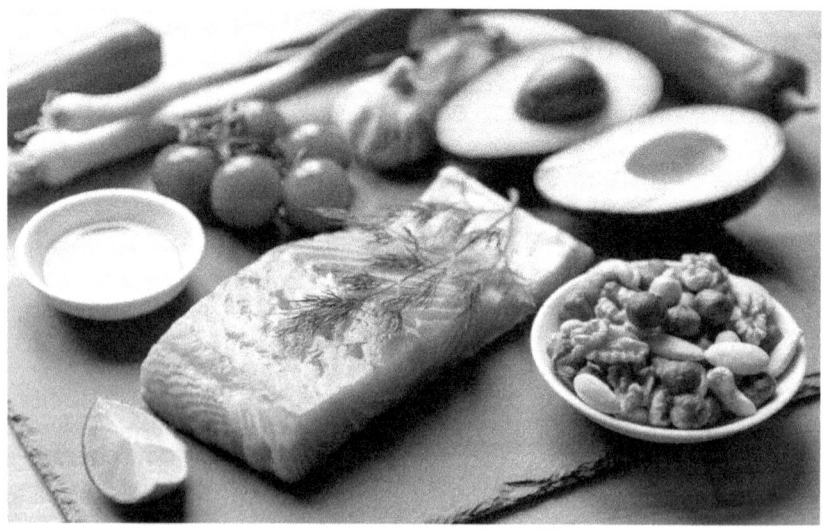

# Capitolo 2: Utensili da cucina

Per preparare una dieta mediterranea è necessaria una varietà di elettrodomestici e strumenti da cucina per creare piatti deliziosi e salutari ispirati a questa tradizione culinaria. Ecco un elenco degli utensili da cucina necessari:

**1. Coltello da chef:** Per tritare, sminuzzare e affettare frutta, verdura e carne, è essenziale un coltello da chef di alta qualità.

**2. Tagliere:** Quando tagli gli ingredienti, usa un tagliere resistente per proteggere i tuoi piani di lavoro.

**3. Cucchiaio e spatola di legno:** Utilizzare questi utensili per mescolare e rosolare in padelle antiaderenti.

**4. Pinze:** Quando si griglia, le pinze sono estremamente utili per torcere, capovolgere e presentare il cibo.

**5. Ciotole:** Per frullare ingredienti, preparare marinate o preparare insalate, è necessario un set di ciotole di varie dimensioni.

**6. Grattugia/Zester:** Per aggiungere scorza ai piatti, come agrumi o formaggio, avrai bisogno di una grattugia o di uno zester.

**7. Spremiaglio:** L'uso di uno spremiaglio rende più semplice aggiungere l'aglio ai piatti mediterranei, che spesso utilizzano l'aglio per il gusto.

**8. Spremiagrumi:** Per ottenere succo fresco da limoni, arance e altri agrumi da utilizzare in condimenti o marinate.

**9. Pelapatate:** Un pelapatate può essere utilizzato per sbucciare e preparare frutta e verdura.

**10. Apriscatole:** Poiché le ricette mediterranee possono richiedere cibi in scatola come i pomodori, è importante un apriscatole affidabile.

**11. Colino/filtro:** Per scolare la pasta, sciacquare le verdure o lavare le insalate, utilizzare uno scolapasta o un colino.

**12. Misurini e cucchiai:** Le proporzioni accurate dei condimenti e degli ingredienti richiedono misure precise.

**13 Pirofila da forno:** Una teglia utilizzata per sformati mediterranei e verdure arrostite.

**14. Padelle e pentole antiaderenti:** sono utili per soffriggere con poco o senza olio.

**15. Teglia:** Utilizzato per arrostire verdure e cuocere prodotti da forno come focacce.

**16. Robot da cucina:** Ottimo per preparare hummus, pesto o tritare rapidamente oggetti.

**17. Frullatore:** Eccellente per creare frullati o frullare ingredienti per salse.

**18. Centrifuga per insalata:** Per lavare e asciugare efficacemente le insalate.

**19. Cavatappi:** Se ti piace abbinare il tuo pasto mediterraneo con un bicchiere di vino rosso.

*Questi strumenti da cucina essenziali possono aiutare a produrre una varietà di cibi mediterranei, da insalate fresche e crostacei a stufati sostanziosi e prelibatezze al forno. Tieni presente che alcune ricette potrebbero richiedere utensili aggiuntivi, ma avere queste nozioni di base a portata di mano coprirà la maggior parte delle tue esigenze culinarie.*

## Ingredienti mediterranei contro il cancro

La dieta mediterranea, con la sua enfasi su cibi freschi, sani e ricchi di sostanze nutritive, può essere particolarmente utile per coloro che desiderano incorporare ingredienti che combattono il cancro nei loro pasti. Ecco un elenco di ingredienti della dieta mediterranea noti per il loro potenziale nella prevenzione e nella gestione del cancro:

**1. Olio extra vergine di oliva:** Ricco di grassi monoinsaturi e antiossidanti, è un alimento base per cucinare e condire.

**2. Frutta:** Bacche, agrumi e melograni forniscono vitamine, minerali e sostanze fitochimiche con proprietà antitumorali.

**3. Verdure:** Pomodori, aglio, cipolle, verdure a foglia verde e verdure crocifere come broccoli e cavolfiori sono ricchi di antiossidanti e fibre.

**4. Cereali integrali:** Alimenti come pasta integrale, riso integrale e quinoa offrono fibre e sostanze nutritive per la salute generale.

**5. Legumi:** Fagioli, lenticchie e ceci sono ottime fonti di proteine e fibre di origine vegetale.

**6. Noci e semi:** Mandorle, noci e semi di lino contengono grassi sani e composti antinfiammatori.

**7. Pesce grasso:** Salmone, sgombro e sardine forniscono acidi grassi omega-3, che hanno un potenziale di lotta contro il cancro.

**8. Erbe e spezie:** Incorpora erbe come origano, timo e rosmarino, nonché spezie come la curcuma, note per i loro effetti antiossidanti e antinfiammatori.

**9. Yogurt e formaggio:** Lo yogurt greco e un consumo moderato di formaggio offrono calcio e probiotici per la salute dell'intestino.

**10. Vino rosso:** Se consumato con moderazione, il vino rosso contiene resveratrolo, un antiossidante che può avere alcuni effetti protettivi contro il cancro.

**11. Scorza di agrumi:** Usa la scorza di limoni e arance per aggiungere sapore e antiossidanti ai piatti.

**12. Pesce e pollame:** Includi nella tua dieta proteine magre come pollo e tacchino, preparate con sapori mediterranei.

**13. Cipolle e aglio:** Questi ingredienti contengono composti di zolfo che possono aiutare a proteggere da alcuni tumori.

**14. Erbe fresche:** Prezzemolo, basilico, menta e coriandolo aggiungono sapore fornendo vitamine e minerali.

**15. Cioccolato fondente:** Con moderazione, il cioccolato fondente ad alto contenuto di cacao può fornire antiossidanti.

*Incorporando questi ingredienti anti-cancro nel*
*i tuoi pasti di ispirazione mediterranea, potrai goderti una dieta deliziosa e salutare che ti aiuterà a ridurre il rischio di cancro e a sostenere il tuo benessere generale. Ricorda che una dieta equilibrata e varia e uno stile di vita sano sono essenziali per sfruttare appieno i benefici di questi ingredienti*

# Capitolo 3: Pianificazione dei pasti

Un pasto della dieta mediterranea richiede la selezione di ingredienti freschi e ricchi di nutrienti e la loro combinazione in modo equilibrato e gustoso. Ecco un approccio rapido per preparare un pasto di ispirazione mediterranea:

**1. Seleziona un componente principale**
Inizia con un componente principale, come proteine magre (pesce, pollame, legumi o tofu), cereali integrali (quinoa, riso integrale o pasta integrale) o una base vegetale (un robusto insalata o verdure arrosto).

**2. Incorpora una varietà di verdure:** Le verdure sono una componente essenziale della cucina mediterranea. Includere un

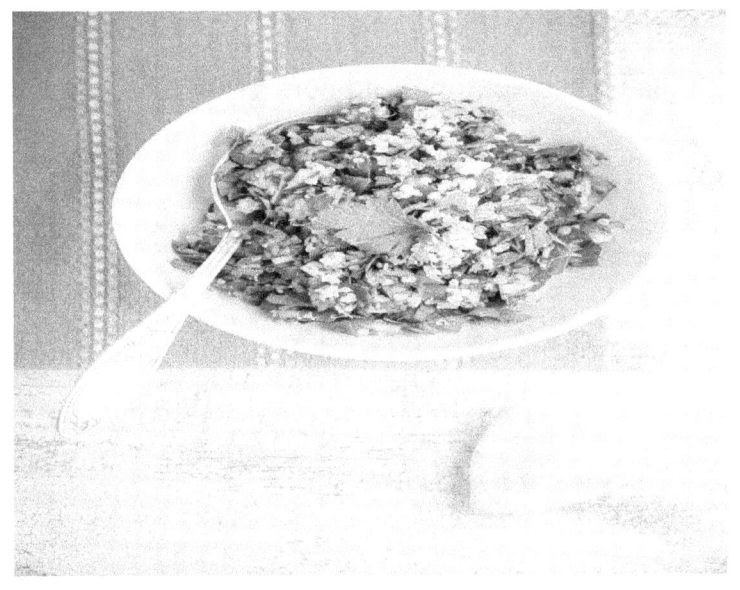

colorato assortimento di verdure come pomodori, cetrioli, peperoni, e verdure a foglia verde. Questi alimenti forniscono vitamine, minerali e fibre."

**3. Includi grassi sani:** Come principale grasso da cucina e condimento per l'insalata, usa l'olio extra vergine di oliva. Contiene una quantità significativa di grassi monoinsaturi e una vasta gamma di antiossidanti. Puoi anche aggiungere olive, mandorle o semi per ottenere grassi più sani.

**4. Contengono proteine:** Include fonti proteiche magre come pesce alla griglia, pollame, fagioli e lenticchie. Per insaporire, conditeli con erbe e spezie mediterranee come origano, basilico e timo.

**5. Intero Grani:** Servi cereali sani come contorno o come base del tuo pasto. Pane integrale, spaghetti e riso integrale sono tutte ottime alternative.

**6. Nuove erbe e agrumi:** Per aggiungere un esplosione di sapore, usa erbe fresche come prezzemolo, menta o basilico. Per aggiungere luminosità, guarnire con scorza di agrumi o succo di limone.

**7. Latticini e sostituti dei latticini:** Se devi assolutamente mangiare latticini, scegli yogurt greco o piccole quantità di formaggio. Anche gli yogurt vegetali, come quello alle mandorle o al cocco, sono adatti alla dieta mediterranea.

**8. Noci e semi:** Per aggiungere consistenza e sostanze nutritive alle insalate o allo yogurt, cospargere sopra mandorle, noci o semi tritati.

**9. Condire leggermente:** Per esaltare il sapore senza aggiungere troppo sodio, utilizzare spezie ed erbe aromatiche al posto del sale.

10. **Idratazione:** Bevi acqua durante i pasti e, se vuoi, un bicchiere di vino rosso (con moderazione).

11. **Semplifica il dessert:** Come dessert scegliete la frutta fresca, un pezzetto di cioccolato fondente o una semplice macedonia di frutta.

## Piano alimentare di 15 giorni

**Giorno 1:**

**Colazione:** Yogurt greco con miele e frutta fresca.

**Pranzo:** Insalata mediterranea di quinoa con cetrioli, pomodori, olive e formaggio feta.

**Cena:** Salmone grigliato con limone e aneto, abbinato ad asparagi arrostiti e cous cous integrale.

Giorno 2:

**Colazione:** Farina d'avena guarnita con fettine di banana e noci tritate.

**Pranzo:** Wrap di hummus e verdure con focaccia integrale.

**Cena:** Spiedini di pollo alla mediterranea con contorno di tabbouleh e insalata mista.

Giorno 3:

**Colazione:** Toast integrale con avocado e uova in camicia.

**Pranzo:** Ciotola di lenticchie e zuppa di verdure meravigliosamente bilanciata con un contorno di verdure miste colorate.

**Cena:** Merluzzo al forno con pomodori,

olive e capperi, servito con broccoli al vapore e riso integrale.

**Giorno 4:**

**Colazione:** Un frullato con spinaci, banana, yogurt greco e un filo di miele.

**Pranzo:** Insalata caprese con pomodoro, mozzarella fresca, basilico e una noce di vinaigrette balsamica.

**Cena:** Piatto di verdure e ceci grigliati con salsa tahini.

**Giorno 5:**

**Colazione:** Cereali integrali con pesche a fette e una spolverata di mandorle.

**Pranzo:** Insalata di tonno con fagioli bianchi, pomodorini e verdure miste.

**Cena:** Peperoni ripieni alla mediterranea con contorno di quinoa.

Giorno 6:

**Colazione:** Pancake integrali conditi con frutti di bosco e un ciuffo di yogurt greco.

**Pranzo:** Involucro di falafel con salsa tahini e contorno di bastoncini di carota.

**Cena:** Gamberi alla griglia con aglio e limone, abbinati a patate dolci arrosto e insalata di spinaci.

**Giorno 7:**

**Colazione:** Uova strapazzate abbinate a spinaci appassiti e feta sbriciolata.

**Pranzo:** Souvlaki di pollo greco con pane pita, tzatziki e insalata di cetrioli e pomodori.

**Cena:** Ratatouille alla mediterranea con pane integrale.

Giorno 8:

**Colazione:** unire i cereali integrali con latte
  e frutta fresca.

**Pranzo:** provate il souvlaki di pollo greco
  con salsa tzatziki.

**Cena:** Merluzzo al forno con spinaci saltati

Giorno 9:

**Colazione:** macedonia mista con semi di
  chia.

**Pranzo:** Insalata Tabouli con falafel.

**Cena:** Melanzane alla parmigiana

.

Giorno 10:

**Colazione:** Pancake integrali con yogurt greco e miele

**Pranzo:** Spezzatino di ceci alla mediterranea

**Cena:** preparare le costolette di agnello alla griglia con salsa alla menta.

Giorno 11:

**Colazione:** Uova strapazzate con olive e pomodorini alla mediterranea.

**Pranzo:** Insalata di cous cous con verdure arrostite

**Cena:** Pesce di mare al forno con limone ed erbe aromatiche

Giorno 12:

**Colazione:** Avena notturna con burro di mandorle e pesche a fette

**Pranzo:** Hamburger di tacchino alla greca.

**Cena:** Spaghetti al sugo di pomodoro fresco e basilico

Giorno 13:

**Colazione:** Waffle integrali con frutti di bosco

**Pranzo:** Foglie di vite ripiene (Dolmas) alla greca.

**Cena:** preparare la ratatouille alla maniera mediterranea.

Giorno 14:

**Colazione:** Semifreddo allo yogurt con granola e albicocche secche

**Pranzo:** Gamberi del Mediterraneo con

couscous.

**Cena:** Pollo grigliato alle erbe di limone

Giorno 15:

**Colazione:** Frittata mediterranea con asparagi e feta

**Pranzo:** Spiedini di carne alla greca su pane pita

**Cena:** Pesce spada alla griglia con patate all'aglio arrosto.

# Capitolo 4: Ricette della dieta mediterranea

## Ricette per la colazione

**Pane tostato con avocado e pomodoro**

Ingredienti:

2 pezzi di pane integrale

1 avocado maturo

1 pomodoro a fette medie

mezzo limone, spremuto

Condite con sale e pepe a piacere.

Guarnizioni facoltative: scaglie di peperoncino, basilico fresco o formaggio feta.

**Istruzioni:**

1. Tosta i pezzi di pane integrale fino a ottenere la croccantezza che preferisci.

2. Taglia l'avocado a metà, rimuovi il nocciolo e raccogli la polpa in una ciotola mentre il pane si tosta.

3. Usando una forchetta, schiacciate l'avocado e uniscilo con il succo di limone fresco, sale e pepe.

4. Una volta cotto il pane, distribuire equamente la purea di avocado su entrambe le fette.

5. Metti le fette di pomodoro sopra i pezzi di avocado.

6. Per aggiungere gusto, aggiungere altri condimenti come scaglie di peperoncino, basilico fresco o formaggio feta sbriciolato.

7. Servire subito.

Valore nutrizionale per porzione:
Calorie: circa 250-300 (a seconda del pane e dei condimenti opzionali)
Proteine: circa 6-8 grammi
Carboidrati: circa 30-35 grammi
Circa 10-12 grammi di fibra alimentare
Grassi sani: circa 15-20 grammi
Vitamine e minerali: vitamina C, vitamina K, acido folico e potassio sono abbondanti.

**Tempo di preparazione: circa 10 minuti**

## Semifreddo allo yogurt greco

**Ingredienti:**

1 tazza di yogurt greco

1 tazza di muesli

1/2 tazza di miscela di frutti di bosco (fragole, mirtilli, lamponi)

1 cucchiaino di miele

**Istruzioni:**

Disporre lo yogurt, il muesli e i frutti di bosco in un bicchiere con strati.

Spruzzare il miele sopra.

Alimentazione (approssimativamente):
350 calorie
15 g di proteine
Fibra da 6 g

**Tempo di preparazione: 5 minuti**

# Shakshuka

**Ingredienti:**

2 cucchiai di olio d'oliva

1 cipolla a dadini

2 spicchi d'aglio tritati

1 lattina di pomodori a pezzetti (14 once)

1 cucchiaino di paprika

mezzo cucchiaino di cumino

4 uova

**Istruzioni:**

Scoprire l'olio e far rosolare la cipolla e l'aglio.

Fai bollire i pomodori, la paprika e il cumino.

Preparare le cavità per le uova e scaldare fino a quando non saranno solidificate.

Alimentazione (approssimativamente):
280 calorie
12 g di proteine
Fibra 4g
**Tempo di preparazione: 20 minuti**

# Frittata Mediterranea

**Ingredienti:**

tre uova

1/4 tazza di formaggio feta sbriciolato

2 cucchiai di pomodori a pezzetti

2 cucchiai. olive affettate

1 cucchiaio di basilico fresco, tritato

**Istruzioni**

Colpo le uova e versarle in una padella ben calda.

Guarnire con formaggio feta, pomodori, olive e basilico.

Continuare la cottura finché il composto non si solidifica

Alimentazione (approssimativamente)
320 calorie
18 g di proteine
**tempo di preparazione: 10 minuti**

## Labneh con Za'atar e Olio d'Oliva

**Ingredienti:**

1 tazza di labneh (yogurt filtrato) + 2 cucchiai di olio d'oliva

1 cucchiaio di za'atar

**Istruzioni:**

posizionare labneh su un piatto da portata

Applicare olio d'oliva e completare con un pizzico di za'atar.

Alimentazione (approssimativamente):

200 calorie

10 g di proteine

**Tempo di preparazione: 5 minuti**

## Colazione mediterranea Burrito

**Ingredienti:**

Due uova grandi

1 tortilla integrale

1/4 tazza di peperoni, tagliati a dadini

1/4 tazza di cipolle tritate

1 cucchiaio di pomodori a pezzetti

2 cucchiai di formaggio feta

**Istruzioni:**

Sbattere le uova, quindi aggiungere le verdure e il formaggio.

Arrotolare in una tortilla.

Alimentazione (approssimativamente):

350 calorie

15 g di proteine

Fibra da 5 g

**Tempo di preparazione: 10 minuti**

## Ciotola di quinoa ai sapori mediterranei

**Ingredienti:**

una tazza di quinoa cotta, mezza tazza di ceci

1/2 tazza di cetriolo, tagliato a dadini

1/4 tazza di cipolla rossa, tritata

2 cucchiai. salsa tahina

**Istruzioni**

unire la quinoa, i ceci, il cetriolo e la cipolla.

Condire con salsa tahini.

Alimentazione (approssimativamente):

380 calorie

12 g di proteine

Fibra da 8 g

**Tempo di preparazione: 15 minuti**

## Bagel con salmone affumicato

**Ingredienti:**

1 bagel integrale, 2 once di salmone affumicato

2 cucchiai di crema di formaggio

Cetriolo, cipolla rossa e capperi affettati

**Istruzioni:**

Tostare un bagel, spalmarlo con crema di formaggio e guarnire con salmone e verdure.

Alimentazione (approssimativamente):
400 calorie
20 g di proteine

**Tempo di preparazione: 5 minuti**

# Frittata Mediterranea

**Ingredienti:**

6 uova

1/2 tazza di peperone rosso a fette

1/2 tazza di zucchine a dadini

1/4 tazza di spinaci tritati

1/4 tazza di formaggio di capra sbriciolato

**Istruzioni**

sbattere le uova

poi aggiungere le verdure ed il formaggio.

Cuocere per 20-25 minuti a 175°C (350°F) in forno preriscaldato.

Alimentazione (approssimativamente):

350 calorie

18 g di proteine

Fibra 4g

**Tempo di preparazione: 30 minuti**

## Macedonia di frutta con miele e menta

**Ingredienti:**

1 tazza di frutta fresca assortita (come melone, uva e agrumi)

1 cucchiaio di miele

Guarnire con foglioline di menta fresca

**Istruzioni:**

Mescolare insieme la frutta, condire con miele e guarnire con la menta.

Alimentazione (approssimativamente):

150 calorie

Fibra 3g

**Tempo di preparazione: 10 minuti**

## Ricette per il pranzo:

# Insalata di quinoa con pollo alla griglia

**Ingredienti:**

Per l'insalata:

Cuocere una tazza di quinoa con due petti di pollo disossati e senza pelle

1 peperone rosso, tagliato a dadini

1 cetriolo, tagliato a dadini

1 tazza di pomodorini, tagliati a metà

1/2 cipolla rossa, tritata finemente

1/4 tazza di olive Kalamata, snocciolate e affettate

1/4 tazza di formaggio feta, sbriciolato

Aggiungete un tocco finale con prezzemolo fresco e foglie di menta.

Per il condimento:

1/4 tazza di olio extra vergine di oliva

Succo di 1 limone

2 spicchi d'aglio, tritati

1 cucchiaino di origano secco

Sale e pepe nero a piacere

**Istruzioni:**

Sciacquare la quinoa sotto l'acqua fredda e cuocerla in 2 tazze d'acqua secondo le istruzioni sulla confezione. Una volta cotta mettetela da parte a raffreddare.

Preriscaldare la griglia. Condisci i petti di pollo con sale, pepe nero e un pizzico di origano. Grigliare per circa 6-8 minuti per lato o fino a completa cottura. Lasciate riposare il pollo per qualche minuto, poi tagliatelo a listarelle.

In una grande insalatiera, aggiungere la quinoa fredda, il peperone rosso tagliato a dadini, il cetriolo, i pomodorini, la cipolla rossa tritata, le olive e il formaggio feta.

In un piatto separato, sbatti insieme olio extra vergine di oliva, succo di limone, aglio tritato, origano, sale e pepe nero per preparare il condimento.

Versare il condimento sull'insalata e mescolare per amalgamare tutti gli ingredienti.

Condire l'insalata con le strisce di pollo cotte.

Arricchire con prezzemolo fresco e foglie di menta.

## Insalata Greca

Ingredienti:

2 tazze di cetrioli a dadini

2 tazze di pomodori a cubetti

1/2 tazza di cipolla rossa affettata sottilmente

1/2 tazza di formaggio feta sbriciolato

1 cucchiaio di olive Kalamata

1 cucchiaio di aceto di vino rosso

2 cucchiai di olio extravergine di oliva

condire a piacere con sale e pepe

**Istruzioni:**

Utilizzare una ciotola capiente per unire tutti gli ingredienti.

unire aggiungendo aceto e olio d'oliva.

Condire con sale e pepe secondo il proprio gusto personale.

Nutrizione: ogni porzione contiene circa 250 calorie.

**Tempo di preparazione: 15 minuti.**

## Moussaka greca

**Ingredienti:**

1 chilo di agnello o manzo

1 melanzana a fette

2 patate a fette

1 cipolla tritata

2 spicchi d'aglio tritati

Una lattina di pomodori a fette

1/4 tazza di vino rosso

1/2 tazza di parmigiano grattugiato

**Istruzioni:**

In una padella fate rosolare la carne, la cipolla e l'aglio.

Fate bollire i pomodori e il vino.

Disporre a strati il composto di melanzane, patate e carne nella teglia.

Guarnire con parmigiano.

Cuocere per 45 minuti a 180°C.

Nutrizione:Ogni porzione contiene circa 450 calorie.

Tempo di preparazione: 1 ora.

## Wrap di tonno del Mediterraneo

Ingredienti:

1 tortilla integrale

1 scatoletta di tonno in acqua, privato del liquido in eccesso

1 cucchiaio di yogurt greco

1/4 tazza di cetriolo, tagliato a dadini

1/4 tazza di cipolla rossa, tritata

1/4 tazza di olive nere a fette

**Istruzioni:**

Unisci il tonno, lo yogurt greco, il cetriolo, la cipolla e le olive in una ciotola.

Applicare il composto sulla tortilla e arrotolarla.

Ogni porzione contiene circa 300 calorie.

Tempo di preparazione: 10 minuti.

Pollo alla griglia mediterraneo

 2 petti di pollo senza pelle e disossati

2 spicchi d'aglio tritati

2 cucchiaini di succo di limone

1 cucchiaino di origano secco

2 cucchiai di olio d'oliva

**Istruzioni:**

In una terrina, unire l'aglio, il succo di limone, l'olio d'oliva e l'origano.

Marinare il pollo per 30 minuti nel composto.

Grigliare finché non sarà ben cotto.

Nutrizione: ogni porzione contiene circa 250 calorie.

**Tempo di preparazione:20 min.**

## Pizza vegetariana mediterranea

**Ingredienti:**

1 impasto per pizza integrale (già preparato)

1/2 tazza di salsa di pomodoro

1/2 tazza di melanzane tritate

1/4 tazza di olive nere

1/2 tazza di zucchine tritate
formaggio feta, 1/4 di tazza

**Istruzioni:**

Distribuire la salsa sulla crosta.

Guarnire con verdure e formaggio feta.
Cuocere secondo le indicazioni della crosta.

Nutrizione: ogni porzione contiene circa 350 calorie.

Tempo di preparazione:20 min.

Zuppa di lenticchie mediterranea

1 tazza di lenticchie verdi secche

4 tazze di brodo vegetale

1 cipolla tagliata a dadini

2 carote, tritate

2 spicchi d'aglio, tritati

1 cucchiaino di cumino

1 cucchiaino di paprika

**Istruzioni:**

Soffriggere la cipolla e l'aglio in una pentola capiente.

Incorporate le lenticchie, le carote, il brodo e le spezie.

Cuocere per 30 minuti.

Nutrizione: ogni porzione contiene circa 300 calorie.

**Tempo di preparazione:40 min.**

## Ciotola di quinoa greca

Ingredienti:

1 tazza di quinoa cotta

1/2 tazza di cetriolo a dadini

1/2 tazza di pomodori a cubetti

1/4 tazza di cipolla rossa tritata finemente

1/4 tazza di formaggio feta sbriciolato

2 cucchiai di olive Kalamata a fette

1 cucchiaio di aceto di vino rosso

2 cucchiaini di olio d'oliva

Istruzioni:

In una terrina, unisci la quinoa, il cetriolo, i pomodori, la cipolla rossa, la feta e le olive.

Condire con aceto di vino rosso e olio d'oliva.

Metti tutto insieme.

Nutrizione: ogni porzione contiene circa 350 calorie.

**Tempo di preparazione: 20 minuti.**

## Insalata di ceci mediterranea:

Ingredienti:

Usa una lattina da 15 once di ceci, assicurandoti di scolarli e sciacquare accuratamente.

1 cetriolo, tagliato a dadini

1 tazza di pomodorini, tagliati a metà

1/2 cipolla rossa, tritata finemente

1/2 tazza di formaggio feta, sbriciolato

1/4 tazza di olive Kalamata, affettate

2 cucchiai di olio d'oliva

1 cucchiaio di aceto di vino rosso

1 cucchiaio di origano secco

Sale e pepe a piacere

**Istruzioni:**

In una grande ciotola, unisci i ceci, il cetriolo, i pomodorini, la cipolla rossa, il formaggio feta e le olive Kalamata.

Unisci l'olio d'oliva, l'aceto di vino rosso, l'origano secco, il sale e il pepe in una piccola ciotola, sbattendo fino a ottenere un composto ben amalgamato.

Versare il condimento sull'insalata e mescolare fino ad ottenere un composto ben amalgamato.

Servire freddo.

Valore nutrizionale (per porzione):

Calorie: circa 400-450 calorie - Alto contenuto di fibre, proteine e grassi sani.

**Tempo di preparazione: 15 minuti.**

## Involtino di verdure mediterranee grigliate

**Ingredienti:**

1 zucchini, sliced

1 peperone rosso, affettato

1 peperone giallo, affettato

1 melanzana, a fette

2 cucchiai di olio d'oliva

4 tortillas integrali

1 tazza di hummus

1 tazza di verdure miste (rucola, spinaci)

1/2 tazza di formaggio feta sbriciolato

1 limone, spremuto

Sale e pepe a piacere

**Istruzioni:**

Preriscaldare la griglia o la padella.

Condire le zucchine a fettine, il peperone rosso, il peperone giallo e la melanzana con olio d'oliva, sale e pepe.

Grigliare le verdure fino a quando saranno tenere e leggermente dorate.

Scaldare le tortillas.

Spalmare l'hummus su ogni tortilla.

Mettere una generosa quantità di verdure grigliate sopra l'hummus.

Aggiungere le verdure miste e la feta sbriciolata.

Condire con succo di limone.

Arrotolare le tortillas per formare dei wrap.

Valore nutrizionale (per porzione)

Calorie: circa 400-450 calorie - Ricco di antiossidanti, fibre e importanti minerali.

**Tempo di preparazione:20 minuti**
.

## Ricette per la cena:

# Pollo Grigliato alle Erbe e Limone:

**Ingredienti:**

4 petti di pollo disossati e senza pelle

Un quarto di tazza di olio d'oliva.

Estrarre il succo da 2 limoni.

3 spicchi d'aglio, tritati

1 cucchiaio di origano secco

Sale e pepe a piacere

**Istruzioni:**

In una ciotola, mescolare l'olio d'oliva, il succo di limone, l'aglio tritato, l'origano secco, il sale e il pepe.

Marinare il pollo nel composto per almeno 30 minuti.

Grigliare il pollo fino a completa cottura, circa 15-20 minuti.

Valore nutrizionale (per porzione)
Calorie: 300-350 calorie

Alto contenuto di proteine, basso contenuto di carboidrati.

**Tempo di preparazione: 40 minuti (compresa la marinatura).**

## Pasta mediterranea con gamberetti e pomodoro:

**Ingredienti:**

8 once di spaghetti integrali

Utilizzare mezzo chilo di gamberi grandi, sbucciati e puliti.

2 cucchiai di olio d'oliva

3 spicchi d'aglio, tritati

Scolare una lattina da 14 once di pomodori a cubetti.

1/4 tazza di olive Kalamata, affettate

2 cucchiaini di capperi

Basilico fresco, tritato

Sale e pepe a piacere

Cuocere gli spaghetti secondo la confezione

**Istruzioni:**

In una padella, rosolare i gamberi in olio d'oliva e l'aglio tritato fino a cottura ultimata.

Aggiungi i pomodori a pezzetti, le olive Kalamata e i capperi. Cuocere per altri 5 minuti.

Versare la pasta cotta nel composto di gamberi.

Condire con sale e pepe e cospargere con basilico fresco.

Valore nutrizionale (per porzione):

Calorie: 400-450 calorie

Abbondante di proteine, fibre e grassi benefici.

**Tempo di preparazione: 30 minuti.**

# Salmone greco alle erbe e limone al forno:

**Ingredienti:**

Quattro pezzi di filetto di salmone.

Estrarre il succo d'un limone.

2 cucchiai di olio d'oliva

2 cucchiaini di aneto essiccato

1 cucchiaino di origano secco

3 spicchi d'aglio, tritati

Sale e pepe a piacere

**Istruzioni:**

Preriscaldare il forno a 190°C (375°F).

Disporre i filetti di salmone su una teglia.

In un piatto, mescolare il succo di limone, l'olio d'oliva, l'aneto secco, l'origano secco, l'aglio tritato, il sale e il pepe.

Versare il composto sul salmone.

Cuocere in forno per 15-20 minuti o fino a quando il salmone sarà ben cotto.

Valore nutrizionale (per porzione)

Calorie: 350-400 calorie

Abbondante sia in acidi grassi omega-3 che in proteine.

**Tempo di preparazione: 25 minuti.**

## Spezzatino mediterraneo di ceci e verdure:

Ingredienti:

Usa una lattina da 15 once di ceci, assicurandoti di scolarli e sciacquare accuratamente.

1 melanzana, a cubetti

2 zucchine, affettate

1 peperone rosso, tritato

1 lattina (14 once) di pomodori a cubetti

1 cipolla, tritata finemente

3 spicchi d'aglio, tritati

2 cucchiai di olio d'oliva

1 cucchiaino di timo secco

1 cucchiaino di cumino tritato

1 cucchiaino di paprika affumicata

Condire con sale e pepe a piacere.

Guarnire con prezzemolo fresco.

**Istruzioni:**

In una pentola capiente, soffriggere la cipolla e l'aglio nell'olio d'oliva finché non saranno ammorbiditi.

Aggiungere melanzane, zucchine e peperone rosso. Cuocere per 5 minuti.

Mescolare i ceci, i pomodori tritati, il timo secco, il cumino macinato, la paprika affumicata, il sale e il pepe.

Cuocere a fuoco basso per 20-25 minuti.

Guarnire con prezzemolo fresco prima di servire.

Valore nutrizionale (per porzione):

Calorie: 300-350 calorie

Alto contenuto di fibre e proteine vegetali.

**Tempo di preparazione- 40 minuti.**

## Peperoni ripieni mediterranei:

**Ingredienti:**

Tagliate a metà quattro peperoni e privateli dei semi.

1 tazza di quinoa, cotta

Utilizzare una lattina da 15 once di ceci, assicurandosi di scolarli e sciacquare.

1 tazza di pomodorini, tagliati a metà

1/2 tazza di olive Kalamata, affettate

1/2 tazza di formaggio feta sbriciolato

3 cucchiai di olio d'oliva

2 cucchiai di aceto di vino rosso

1 cucchiaino di origano secco

Sale e pepe a piacere

**Istruzioni:**

Preriscaldare il forno a 190°C (375°F).

In una ciotola, mescolare la quinoa cotta, i ceci, i pomodorini, le olive Kalamata, il formaggio feta, l'olio d'oliva, l'aceto di vino rosso, l'origano secco, il sale e il pepe.

Farcire ciascuna metà del peperone con il composto di quinoa.

Cuocere in forno per 25-30 minuti o fino a quando i peperoni saranno cotti.

Valore nutrizionale (per porzione):

Calorie: 350-400 calorie

Bilanciato con proteine, fibre e grassi sani.

**Tempo di preparazione: 45 minuti.**

## Snack mediterranei:

## piatto di hummus mediterraneo e snack vegetariani

Ingredienti:

1 tazza di hummus, acquistato in negozio o fatto in casa, in base alle tue preferenze.

Pomodorini

Carote

Fette di cetriolo

Strisce di peperone rosso

Gambi di sedano

Pane pita integrale, tagliato a spicchi

Olive Kalamata (facoltative)

Olio extra vergine di oliva per condire

Foglie di menta fresca per guarnire

**Istruzioni:**

Disporre una varietà di verdure luminose su un piatto, come pomodorini, carote, fette di cetriolo, strisce di peperone rosso e gambi di sedano.

Metti una ciotola del tuo hummus preferito al centro del piatto.

Aggiungi alcune fette di pane pita integrale attorno alla ciotola dell'hummus.

Se lo desideri, includi le olive Kalamata come aggiunta salata e aspra opzionale.

Versa un po' di olio extra vergine di oliva sull'hummus per renderlo più ricco.

Guarnire il piatto con foglie di menta fresca per una sferzata di freschezza mediterranea.

Servi il vassoio con hummus mediterraneo e snack vegetariani come alternativa sana e piacevole per uno spuntino.

## Piatto con Hummus e Verdure

**Ingredienti:**

1 tazza di hummus

Bastoncini di carote, fette di cetriolo e strisce di peperone.

**Istruzioni:**

Mettete l'hummus in una ciotola.

Disporre l'hummus attorno ai bastoncini e alle fette di verdura.

Conteggio delle calorie: circa 150 calorie

Valore nutrizionale: fibre, vitamine e proteine sono abbondanti.

Tempo di preparazione: 10 minuti.

## Yogurt greco con frutti di bosco e miele

Ingredienti:

1 tazza di yogurt greco

1 cucchiaio di miele

Frutti di bosco freschi (fragole, mirtilli, lamponi)

**Istruzioni:**

In una ciotola, unire lo yogurt greco e il miele.

Versare il miele sopra.

Completare con una grande porzione di frutti di bosco misti.

Conteggio delle calorie: circa 250 calorie

Valore nutrizionale: proteine, probiotici e antiossidanti sono abbondanti.

Tempo di preparazione: 5 minuti

## Dolmas (foglie di vite ripiene)

**Ingredienti:**

Foglie di vite

Ripieno di riso, succo di limone e olio d'oliva

**Istruzioni:**

Unisci il riso cotto, il succo di limone e l'olio d'oliva in una ciotola.

Avvolgere le foglie di vite attorno al composto di riso.

Contenuto calorico: circa 80 calorie per 3 pezzi

Valore nutrizionale: basso contenuto di calorie, alto di carboidrati e alto di grassi sani.

**Tempo di preparazione: 30 minuti**

## Tzatziki su pane pita

**Ingredienti:**

1 tazza di yogurt greco

Tzatziki: aneto, succo di limone, cetriolo e aglio

Pane pita fatto con grano integrale

**Istruzioni:**

Unisci yogurt, cetriolo grattugiato, aglio tritato, aneto e succo di limone per preparare lo tzatziki.

Prepara degli spicchi di pane pita.

Conteggio delle calorie: circa 200 calorie

Valore nutrizionale: proteine, probiotici e fibre sono abbondanti.

Tempo di preparazione: 15 minuti

## Ceci Arrostiti

**Ingredienti:**

ceci in scatola, olio d'oliva e condimenti a tua scelta (ad esempio paprika, cumino, pepe di Cayenna)

**Istruzioni:**

Scolate e sciacquate i ceci.

Mescolare l'olio d'oliva e i condimenti.

Arrostire fino a renderle croccanti al forno.

Conteggio delle calorie: circa 150 calorie per 1/2 tazza

Valore nutrizionale: Contiene una quantità significativa sia di proteine che di fibre

Tempo di preparazione: 30 minuti

Tieni presente che il conteggio delle calorie e i valori nutrizionali possono variare a seconda delle dimensioni della porzione e della marca degli ingredienti.

## Dolce:

# Insalata di frutta fresca con miele e menta

Ingredienti:

2 tazze di frutti di bosco freschi misti (fragole, mirtilli, lamponi)

2 pesche, a fette

Scegli una tazza di uva senza semi rossa o verde

1 arancia, segmentata

1 cucchiaio di miele

Foglie di menta fresca per guarnire

**Istruzioni:**

Lavare e preparare la frutta fresca. Affettate le pesche, spezzettate le arance e frullate con i frutti di bosco e l'uva senza semi in una grande bacinella.

Versa un cucchiaio di miele sulla frutta.

Mescola delicatamente la macedonia per garantire che il miele ricopra la frutta in modo uniforme.

Guarnisci l'insalata con foglie di menta fresca per un'esplosione di gusto e profumo mediterraneo.

Raffreddare la macedonia in frigorifero per circa 30 minuti per consentire ai sapori di mescolarsi.

Servi la macedonia di frutta fresca mediterranea come un dessert meraviglioso e salutare. È un metodo naturalmente dolce e colorato per soddisfare la vostra voglia di dolce seguendo i principi della dieta mediterranea.

Capitolo 5: Primi piatti e contorni

i

**Piatti principali:**

## Pollo alla griglia mediterraneo con insalata greca

**Ingredienti:**

Petti o cosce di pollo

Olio d'oliva Succo di limone
Aglio, tritato)

Origano secco

Sale e pepe a piacere

Insalata greca:

Pomodori (tritati)

Cetriolo (a dadini)

Cipolla rossa (tagliata sottile)

Formaggio Feta (sbriciolato)
olive Kalamata

Olio d'oliva Aceto di vino rosso

Origano fresco (facoltativo)

Sale e pepe a piacere

**Istruzioni:**

Marinare i petti di pollo disossati in olio d'oliva, succo di limone, aglio, origano e pepe nero.

Grigliare il pollo finché sarà ben cotto e leggermente dorato.

Per l'insalata greca, unisci i cetrioli a fette, i pomodorini, la cipolla rossa, le olive Kalamata e il formaggio feta sbriciolato. Condire con olio d'oliva, aceto di vino rosso e origano fresco.

Servite il pollo grigliato insieme all'insalata greca per un pranzo gustoso ed equilibrato.

**Tempo di preparazione: 30-40 minuti**

# Merluzzo al forno mediterraneo con tapenade di pomodori e olive

**Ingredienti: (Per il merluzzo al forno)**

Filetti di merluzzo

Olio d'oliva

Succo di limone

Aglio, tritato)

Origano secco

Sale e pepe a piacere

**Per la tapenade di pomodori e olive:**

Pomodorini (a metà)

Olive Kalamata (snocciolate e tritate)

capperi

Prezzemolo fresco (tritato)

Olio d'oliva

aceto di vino rosso

Sale e pepe a piacere

**Istruzioni:**

Appoggiate i filetti di pesce nella teglia."

Crea una tapenade unendo olive nere, capperi, pomodorini, aglio e olio d'oliva in un robot da cucina.

Stendere la tapenade sul merluzzo.

Cuocere fino a quando il pesce si sfalda facilmente e si impregna dei sapori mediterranei.

**Tempo di preparazione 30-35 minuti**

## Peperoni ripieni di lenticchie e verdure del Mediterraneo

**Ingredienti: (Per peperoni ripieni)**

Peperoni (tagliati a metà e privati dei semi)

Lenticchie (cotte)

Quinoa o couscous (cotto)

Zucchini (diced)

Pomodorini (a metà)

Cipolla rossa (tagliata finemente)
Aglio, tritato)

Formaggio Feta (sbriciolato)

Olio d'oliva

Prezzemolo fresco (tritato)

Succo di limone

Origano secco

Sale e pepe a piacere

**Istruzioni:**

Cuocere le lenticchie marroni o verdi fino a cottura e mettere da parte.

Svuotare i peperoni e pre cuocerli in acqua bollente per qualche minuto.

Soffriggere la cipolla affettata, l'aglio, le zucchine e i pomodori in olio d'oliva. Unire con le lenticchie cotte, le erbe fresche e il formaggio feta.

Farcire i peperoni con questo composto e cuocere fino a quando i peperoni saranno morbidi e il ripieno sarà ben caldo.

**Tempo di preparazione: 25-30 minuti**

## Spiedini Di Verdure Grigliate Mediterranee E Halloumi

**Ingredienti:**

Formaggio Halloumi (a cubetti)

Pomodorini

Zucchini (sliced)

Peperoni rossi (a fette)

Cipolla rossa (a fette)

Olio d'oliva

Succo di limone

Aglio, tritato)

Origano fresco (tritato)

Sale e pepe a piacere

Spiedini di legno o metallo (pre-ammollati se si usano quelli di legno)

**Istruzioni:**

Tagliate a pezzetti peperoni colorati, zucchine, pomodorini e cipolla rossa.

Infilare le verdure e i pezzetti di formaggio halloumi sugli spiedini.

Spennellare con olio d'oliva, cospargere con erbe mediterranee e cuocere fino a quando non avranno segni di grigliatura e saranno leggermente caramellate.

**Tempo di preparazione: 10-15 minuti**

## Petti di pollo ripieni di spinaci e feta mediterranei

**Ingredienti:**

Petti di pollo (disossati e senza pelle)

Foglie di spinaci (fresche)

Formaggio Feta (sbriciolato)

Pomodori secchi (tritati)
Aglio, tritato)

Olio d'oliva

Succo di limone

Origano secco

Sale e pepe a piacere

**Istruzione:**

Praticare con attenzione un'apertura nei petti di pollo disossati e senza pelle per formare una tasca.

Mescolare gli spinaci appassiti, la feta sbriciolata, l'aglio e la scorza di limone.

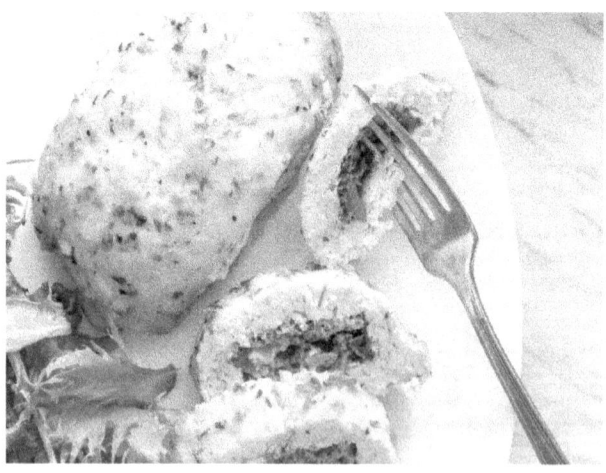

Farcite il composto all'interno dei petti di pollo e fissateli con degli stuzzicadenti.

Scottare il pollo su entrambi i lati in una padella calda, quindi terminare la cottura in forno fino a quando il pollo sarà cotto e il ripieno sarà caldo.

**Tempo di preparazione 25-30 minuti**

## Contorni:

### Insalata greca

**Ingredienti:**

Pomodori (tritati)

Cetriolo (a dadini)

Cipolla rossa (tagliata sottile)

Formaggio Feta (sbriciolato)
olive Kalamata

Olio d'oliva
aceto di vino rosso

Origano fresco (tritato)

Sale e pepe a piacere

**Istruzioni:**

Unisci i pomodori a pezzetti, il cetriolo, la cipolla rossa, le olive Kalamata e la feta sbriciolata in una ciotola.

Condire con olio extra vergine di oliva, aceto di vino rosso, origano fresco, sale e pepe nero.

Mescolare per frullare e cospargere con prezzemolo fresco.

**Tempo di preparazione: 10-15 minuti**

## Baba Ganoush

Ingredienti:

Melanzane (2 grandi)

Tahini (2 cucchiai)

Aglio (2 spicchi, tritati)

Succo di limone (2 cucchiaini)

Olio d'oliva (2 cucchiai, più altro per servire)

Sale e pepe a piacere

Prezzemolo fresco (tritato, per guarnire, facoltativo)

**Istruzioni:**

Arrostire le melanzane intere finché non saranno dorate e morbide.

Sbucciare le melanzane e unire la polpa con tahini, aglio, succo di limone, olio d'oliva, cumino e sale.

Servire come salsa cremosa con pane pita o verdure fresche. (Far raffreddare per almeno 2 ore per consentire la miscelazione dei sapori)

## Spanakorizo (spinaci greci con riso)

**Ingredienti:**

Spinaci (1 libbra o circa 450 g, freschi o congelati)

Riso (1 tazza, preferibilmente a grana media)

Olio d'oliva (1/4 di tazza)

Cipolla (1 grande, tritata grossolanamente)

Aglio (2 spicchi, tritati)

Pomodori (2 medi, grattugiati o tritati finemente)

Brodo vegetale o di pollo (2 tazze)

Succo di limone (1-2 cucchiaini)

Sale e pepe a piacere

Aneto fresco (tritato, per guarnire, facoltativo)

**Istruzione:**

Soffriggere la cipolla tritata nell'olio d'oliva finché diventa trasparente.

Cuocere a fuoco lento con gli spinaci freschi finché non appassiscono."

Mescolare riso, acqua, succo di limone, aneto, sale e pepe.

Cuocere a fuoco lento fino a quando il riso sarà morbido e i sapori si fonderanno.

**Tempo di preparazione: 20-25 minuti**

## Tabulè mediterraneo

**Ingredienti:**

Bulgur di grano (1 tazza, grosso o fine)

Acqua bollente (1,5 tazze)

Prezzemolo fresco (1 mazzetto, tritato finemente)

Foglie di menta fresca (1/2 tazza, appena tritate)

Pomodori (2 medi, tagliati a dadini fini)

Cetriolo (1 medio, tagliato a dadini fini)

Cipolla rossa (1 piccola, tritata grossolanamente)

Succo di limone (1/4 di tazza)

Olio d'oliva (1/4 di tazza)

Sale e pepe a piacere

**Istruzione:**

Unisci il bulgur cotto con il prezzemolo fresco tritato, i pomodori a cubetti, la cipolla rossa tritata finemente e la menta fresca tritata.

Salsa con una combinazione di olio d'oliva, succo di limone, oltre a un pizzico di sale e pepe nero."Mescolare per unire e raffreddare per almeno un'ora per consentire ai sapori di fondersi.

**Tempo di preparazione: 20-30 minuti**

## Arrosto Hummus Di Pepe Rosso

Ingredienti:

Ceci (1 lattina, scolati e lavati)

Peperoni rossi arrostiti (1 tazza, in scatola o fatti a mano)
Tahini (1/4 di tazza)

Aglio (2 spicchi, tritati)

Succo di limone (2 cucchiaini)

Olio d'oliva (2 cucchiai, più altro per servire)

Cumino macinato (1 cucchiaino)

Paprica (1/2 cucchiaino)

Sale a piacere

Acqua (2-3 cucchiai, quanto necessario per la consistenza)

**Istruzioni:**

Arrostire i peperoni rossi finché la pelle non sarà arrostita, quindi sbucciarli ed eliminare i semi.

Frullare i peperoni arrostiti con ceci, tahina, succo di limone, aglio, cumino, olio d'oliva, sale e pepe nero.

Servire come salsa deliziosa o spalmare con pane pita o verdure fresche.

Questi contorni mediterranei sono ricchi di ingredienti freschi, erbe aromatiche e olio d'oliva, offrendo sia sapore che benefici per la salute.

**Tempo di preparazione: 10-15 minuti**

## Conclusione

Il ricettario della Dieta Mediterranea contro il Cancro è uno strumento potente e delizioso per chiunque cerchi di migliorare la propria salute e il proprio benessere. Questo approccio culinario di ispirazione mediterranea non solo stuzzica le papille gustative, ma si allinea anche con una ricchezza di prove scientifiche a sostegno del suo potenziale nella lotta contro il cancro.

I piatti di questo volume mettono in risalto i principi essenziali della dieta mediterranea, che si tratti di pesce grigliato con olio d'oliva, vivaci insalate di verdure o confortanti stufati di legumi. Frutta e verdura fresca, proteine magre, cereali integrali e grassi salutari per il cuore come l'olio d'oliva sono tutti esempi. Oltre ai loro aromi deliziosi, questi alimenti sono ricchi di sostanze nutritive e antiossidanti, che sono stati collegati a un minor rischio di cancro e altre malattie croniche. La collezione di piatti del ricettario esemplifica la diversità della dieta mediterranea, facendo appello a un'ampia gamma di gusti ed esigenze dietetiche. Incoraggia l'assunzione di ingredienti come verdure vivaci, pesce grasso, noci e cereali integrali, che dimostrano tutti il potenziale nella prevenzione e nella gestione del cancro. Intraprendi un percorso verso una salute migliore adottando la dieta mediterranea e incorporando queste ricette. Questo percorso può migliorare il benessere generale, ridurre la probabilità di cancro e coltivare un maggiore piacere nel assaporare pasti nutrienti, saporiti e arricchenti all'interno della tua esperienza culinaria. Repertorio. Questo libro di cucina sulla dieta mediterranea per il cancro è una guida utile.

www.ingramcontent.com/pod-product-compliance
Lightning Source LLC
Chambersburg PA
CBHW071930210526
45479CB00002B/626